56 Recetas de Jugos Para Prevenir Caries:

Haga su Camino Con Jugos Hacia Una Vida Sin Caries

Por

Joe Correa CSN

DERECHOS DE AUTOR

Esta publicación está diseñada para proveer información precisa y autoritaria respecto al tema en cuestión. Es vendido con el entendimiento de que ni el autor ni el editor están envueltos en brindar consejo médico. Si éste fuese necesario, consultar con un doctor. Este libro es considerado una guía y no debería ser utilizado en ninguna forma perjudicial para su salud. Consulte con un médico antes de iniciar este plan nutricional para asegurarse que sea correcto para usted.

RECONOCIMIENTOS

Este libro está dedicado a mis amigos y familiares que han tenido una leve o grave enfermedad, para que puedan encontrar una solución y hacer los cambios necesarios en su vida.

56 Recetas de Jugos Para Prevenir Caries:

Haga su Camino Con Jugos Hacia Una Vida Sin Caries

Por

Joe Correa CSN

CONTENIDOS

ACERCA DEL AUTOR

Luego de años de investigación, honestamente creo en los efectos positivos que una nutrición apropiada puede tener en el cuerpo y la mente. Mi conocimiento y experiencia me han ayudado a vivir más saludablemente a lo largo de los años y los cuales he compartido con familia y amigos. Cuanto más sepa acerca de comer y beber saludable, más pronto querrá cambiar su vida y sus hábitos alimenticios.

La nutrición es una parte clave en el proceso de estar saludable y vivir más, así que empiece ahora. El primer paso es el más importante y el más significativo.

INTRODUCCIÓN

56 Recetas de Jugos Para Prevenir Caries: Haga su Camino Con Jugos Hacia Una Vida Sin Caries

Por Joe Correa CSN

Una sonrisa bella y radiante es una de las primeras cosas que notamos en las personas. Esta es la característica física básica que define nuestro carácter, belleza y confianza.

Sin embargo, es importante considerar los problemas médicos relacionados con una salud dental pobre. Una higiene oral mala y una dieta poco saludable, pueden llevar a tener problemas serios, como el riesgo incrementado de sufrir ataques cardíacos, infartos, diabetes, salud mala en bebés recién nacidos, enfermedades pulmonares, sistema inmune debilitado, falla renal y hepática, y otras enfermedades. De esto, podemos fácilmente concluir que una sonrisa saludable es el espejo de nuestra salud en general.

Como se dice "más vale prevenir que curar". Esto es especialmente cierto cuando hablamos de la salud bucal, sobre todo si tiene en mente lo poco que requiere mantener dientes saludables, evitar complicaciones y prevenir procedimientos dentales caros. El método más simple, y a su vez el más saludable, es cambiar su dieta diaria y tener una higiene bucal apropiada.

Una higiene bucal apropiada es algo de lo que todos nos podemos encargar diariamente. Sin embargo, la mayoría de nosotros no considera cómo una nutrición apropiada y buenos hábitos alimenticios pueden afectar la salud a largo plazo de nuestros dientes. Altas cantidades de azúcar, alimentos procesados y químicos en nuestras comidas, afectan directamente y dañan los dientes, lo que conlleva a la aparición de caries.

Esta colección de jugos poderosos será una alternativa excelente a los aperitivos poco saludables, que están repletos de azúcar y causan las caries.

He ido un paso más allá y he probado cientos de combinaciones de jugos, hasta que encontré estas recetas deliciosas que le servirán muy bien. Estos jugos están repletos de antioxidantes y nutrientes variados que no solo harán que sus dientes se mantengan saludables, sino que impulsarán todo su sistema inmune y salud.

Este libro le servirá como guía para una sonrisa brillante y saludable.

Está a solo unos minutos y algunos ingredientes de estos jugos deliciosos y saludables.

56 RECETAS DE JUGOS PARA PREVENIR CARIES: HAGA SU CAMINO CON JUGOS HACIA UNA VIDA SIN CARIES

1.   Jugo de Manzana y Espinaca

Ingredientes:

1 manzana verde grande, sin centro

1 taza de menta fresca, en trozos

1 naranja grande, sin piel

1 puñado de espinaca fresca, en trozos

3 onzas de agua

Preparación:

Lavar la manzana y remover el centro. Trozar y dejar a un lado.

Pelar la naranja y dividirla en gajos. Dejar a un lado.

Combinar la menta y espinaca en un colador y lavar bajo agua fría. Colar y romper con las manos.

Combinar la manzana, naranja, menta y espinaca en una juguera, y pulsar. Transferir a un vaso y añadir el agua.

Agregar hielo antes de servir.

Información nutricional por porción: Kcal: 178, Proteínas: 4.4g, Carbohidratos: 54.5g, Grasas: 0.9g

2.   Jugo de Coliflor y Cantalupo

Ingredientes:

1 taza de cabeza de coliflor

1 taza de cantalupo, en trozos

1 taza de albahaca fresca, en trozos

1 taza de col rizada fresca, en trozos

1 pepino grande

Preparación:

Recortar las hojas externas de la coliflor. Lavarla y trozarla. Rellenar un vaso medidor y reservar el resto en la nevera.

Cortar el cantalupo por la mitad. Remover las semillas y pulpa. Cortar dos gajos y pelarlos. Trozar y dejar a un lado. Reservar el resto en la nevera.

Combinar la albahaca y col rizada en un colador y lavar bajo agua fría. Colar y trozar.

Lavar el pepino y trozarlo. Dejar a un lado.

Combinar la coliflor, cantalupo, albahaca, col rizada y pepino en una juguera, y pulsar. Transferir a un vaso y añadir algunos cubos de hielo antes de servir.

Información nutricional por porción: Kcal: 132, Proteínas: 8.9g, Carbohidratos: 35.4g, Grasas: 1.7g

3.   Jugo de Palta y Lima

Ingredientes:

1 taza de palta, en trozos

1 lima grande, sin piel

1 naranja grande, sin piel

1 pepino grande

2 onzas de agua

Preparación:

Pelar la palta y cortarla por la mitad. Remover el carozo y trozar. Rellenar un vaso medidor y reservar el resto para otro jugo.

Pelar la naranja y dividirla en gajos. Dejar a un lado.

Pelar la lima y cortarla por la mitad. Dejar a un lado.

Lavar el pepino y cortarlo en rodajas gruesas. Dejar a un lado.

Combinar la palta, lima, naranja y pepino en una juguera, y pulsar. Transferir a un vaso y añadir el agua.

Agregar hielo y servir inmediatamente.

Información nutricional por porción: Kcal: 132, Proteínas: 8.9g, Carbohidratos: 35.4g, Grasas: 1.7g

4.   Jugo Dulce de Ananá y Kiwi

Ingredientes:

1 taza de trozos de ananá

2 kiwis grandes, sin piel

1 limón grande, sin piel

1 zanahoria grande

1 manzana amarilla grande, sin centro

1 cucharada de miel líquida

Preparación:

Cortar la parte superior del ananá y pelarlo. Trozar y rellenar un vaso medidor. Reservar el resto en la nevera.

Pelar los kiwis y limón. Cortarlos por la mitad y dejar a un lado.

Lavar la zanahoria y cortarla en rodajas gruesas. Dejar a un lado.

Lavar la manzana y remover el centro. Trozar y dejar a un lado.

Procesar el ananá, kiwis, limón, zanahoria y manzana en una juguera. Transferir a un vaso y añadir la miel líquida.

Agregar hielo antes de servir.

Información nutricional por porción: Kcal: 132, Proteínas: 8.9g, Carbohidratos: 35.4g, Grasas: 1.7g

5.   Jugo de Espinaca y Calabaza

Ingredientes:

1 taza de calabaza, en cubos

1 taza de espinaca, en trozos

1 naranja grande, sin piel

1 pepino grande

1 rodaja de jengibre, 1 pulgada

Preparación:

Pelar la calabaza y remover las semillas. Cortar en cubos pequeños y reservar el resto en la nevera.

Lavar la espinaca bajo agua fría. Colar y romper con las manos. Dejar a un lado.

Pelar la naranja y dividirla en gajos. Dejar a un lado.

Lavar el pepino y cortarlo en rodajas gruesas. Dejar a un lado.

Pelar la raíz de jengibre y dejar a un lado.

Combinar la calabaza, espinaca, naranja, pepino y jengibre en una juguera y pulsar.

Añadir agua para ajustar el espesor. Agregar hielo y servir inmediatamente.

Información nutricional por porción: Kcal: 209, Proteínas: 14.8g, Carbohidratos: 61.6g, Grasas: 2.1g

6.   Jugo de Pastel de Calabaza

Ingredientes:

2 tazas de calabaza, en trozos

2 tazas de arándanos agrios

2 naranjas grandes, sin piel

¼ cucharadita de canela, molida

¼ cucharadita de nuez moscada, molida

2 onzas de agua

Preparación:

Pelar la calabaza y cortarla por la mitad. Remover las semillas. Cortar dos gajos grandes y pelarlos. Trozar y rellenar un vaso medidor. Reservar el resto.

Poner los arándanos agrios en un colador y lavar bajo agua fría. Colar y dejar a un lado.

Pelar las naranjas y dividirlas en gajos. Dejar a un lado.

Combinar la calabaza, arándanos agrios y naranjas en una juguera, y pulsar. Transferir a un vaso y añadir la canela, nuez moscada y agua.

Agregar hielo y servir inmediatamente.

Información nutricional por porción: Kcal: 248, Proteínas: 6.6g, Carbohidratos: 82.7g, Grasas: 0.9g

7.   Jugo Rojo de Lima

Ingredientes:

1 taza de remolacha, recortada

3 limas grandes, sin piel

1 taza de berro

1 manzana verde grande, sin centro

1 pepino grande

Preparación:

Lavar las remolachas y recortar las puntas verdes. Trozar y dejar a un lado.

Pelar las limas y cortarlas por la mitad. Dejar a un lado.

Lavar el berro bajo agua fría. Colar y dejar a un lado.

Lavar la manzana y remover el centro. Trozar y dejar a un lado.

Lavar el pepino y cortarlo en rodajas gruesas. Dejar a un lado.

Combinar la remolacha, limas, berro, manzana y pepino en una juguera, y pulsar.

Añadir hielo y servir.

Información nutricional por porción: Kcal: 211, Proteínas: 6.4g, Carbohidratos: 63.5g, Grasas: 1.1g

8. Jugo de Frutilla y Cereza

Ingredientes:

1 taza de frutillas frescas, en trozos

1 taza de cerezas frescas, sin carozo

1 limón grande, sin piel

1 cucharada de miel líquida

2 onzas de agua

Preparación:

Combinar las frutillas y cerezas en un colador y lavar bajo agua fría. Trozar las frutillas y dejar a un lado. Cortar las cerezas por la mitad y remover los carozos. Dejar a un lado.

Pelar el limón y cortarlo por la mitad. Dejar a un lado.

Combinar las frutillas, cerezas y limón en una juguera, y pulsar.

Transferir a un vaso y añadir la miel líquida y agua. Agregar hielo antes de servir.

Información nutricional por porción: Kcal: 195, Proteínas: 3.5g, Carbohidratos: 59.8g, Grasas: 1g

9.   Jugo de Brócoli y Naranja

Ingredientes:

2 tazas de brócoli, en trozos

2 naranjas grandes, sin piel

1 manzana Fuji pequeña, sin centro

3 cucharadas de albahaca fresca, en tornos

Un puñado de espinaca

Preparación:

Lavar el brócoli bajo agua fría y trozar. Dejar a un lado.

Pelar las naranjas y dividirlas en gajos. Dejar a un lado.

Lavar la manzana y remover el centro. Trozar y dejar a un lado.

Lavar la albahaca y espinaca en un colador. Romper con las manos y dejar a un lado.

Combinar el brócoli, naranjas, manzana, albahaca y espinaca en una juguera, y pulsar. Transferir a un vaso y servir inmediatamente.

Información nutricional por porción: Kcal: 195, Proteínas: 3.5g, Carbohidratos: 43.8g, Grasas: 1g

10. Jugo de Vegetales Salado

Ingredientes:

1 tomate grande

1 pimiento rojo grande, en trozos

1 taza de pepino, en trozos

1 cebolla de verdeo, en trozos

¼ cucharadita de Sal Himalaya

3 onzas de agua

Preparación:

Poner el tomate en un tazón y cortarlo en cuartos. Reservar el jugo y dejar a un lado.

Lavar el pimiento y cortarlo por la mitad. Remover las semillas y trozar. Dejar a un lado.

Lavar el pepino y cortar en rodajas gruesas.

Lavar la cebolla de verdeo y trozarla. Dejar a un lado.

Combinar el tomate, pimiento, pepino y cebolla en una juguera, y pulsar.

Transferir a un vaso y añadir la sal, agua y jugo de tomate. Agregar algunos cubos de hielo antes de servir.

Información nutricional por porción: Kcal: 73, Proteínas: 3.7g, Carbohidratos: 20.1g, Grasas: 0.9g

11.   Jugo de Rábano y Puerro

Ingredientes:

3 rábanos medianos, recortados

3 puerros grandes, en trozos

1 manzana verde grande, sin centro

1 taza de col rizada, en trozos

1 pepino grande

Un puñado de espinaca fresca, en trozos

Preparación:

Lavar los rábanos y recortar las partes verdes. Trozar y dejar a un lado.

Lavar los puerros y trozar. Dejar a un lado.

Lavar la manzana y remover el centro. Trozar y dejar a un lado.

Lavar el pepino y cortarlo en rodajas gruesas. Dejar a un lado.

Combinar la col rizada y espinaca en un colador. Lavar bajo agua fría y romper con las manos.

Procesar los rábanos, puerro, manzana, col rizada, pepino y espinaca en una juguera. Transferir a un vaso y añadir hielo antes de servir.

Información nutricional por porción: Kcal: 315, Proteínas: 10.4g, Carbohidratos: 85.3g, Grasas: 2.2g

12.   Jugo de Damasco y Frambuesa

Ingredientes:

1 taza de damascos, sin carozo y en trozos

1 taza de frambuesas

1 limón grande, sin piel

1 taza de pepino, en trozos

1 naranja mediana, sin piel

2 onzas de agua

Preparación:

Lavar los damascos y cortarlos por la mitad. Remover los carozos y trozar. Rellenar un vaso medidor y reservar el resto para otro jugo.

Poner las frambuesas en un colador y lavar bajo agua fría. Colar y dejar a un lado.

Pelar el limón y cortarlo por la mitad. Dejar a un lado.

Pelar la naranja y dividirla en gajos. Dejar a un lado.

Combinar los damascos, frambuesas, limón y naranja en una juguera, y pulsar.

Transferir a un vaso y añadir el agua. Agregar hielo y servir inmediatamente.

Información nutricional por porción: Kcal: 166, Proteínas: 6g, Carbohidratos: 55.7g, Grasas: 1.8g

13. Jugo de Zapallo y Espárragos

Ingredientes:

1 taza de espárragos frescos, recortados

1 taza de zapallo calabaza, en trozos

1 gajo de melón dulce grande, sin piel

1 zanahoria grande

1 kiwi grande, sin piel

1 pepino grande

Preparación:

Lavar los espárragos y recortar las puntas. Trozar y dejar a un lado.

Lavar el zapallo calabaza y cortarlo por la mitad. Remover las semillas, trozar y rellenar un vaso medidor. Reservar el resto para otro jugo.

Cortar el melón por la mitad. Remover las semillas. Cortar un gajo grande y pelarlo. Trozar y rellenar un vaso medidor. Envolver el resto en film y refrigerar.

Pelar el kiwi y cortarlo por la mitad. Dejar a un lado.

Lavar la zanahoria y pepino y cortarlos en rodajas grandes. Dejar a un lado.

Procesar los espárragos, zapallo calabaza, melón, zanahoria, kiwi y pepino en una juguera.

Transferir a un vaso y añadir hielo antes de servir.

Información nutricional por porción: Kcal: 183, Proteínas: 8.5g, Carbohidratos: 52.6g, Grasas: 1.6g

14. Jugo de Kiwi y Calabacín

Ingredientes:

3 kiwis grandes, sin piel

1 calabacín grande, sin semillas

1 lima grande, sin piel

1 taza de semillas de granada

1 naranja grande, sin piel

Preparación:

Pelar los kiwis y cortarlos por la mitad. Dejar a un lado.

Lavar el calabacín y cortarlo por la mitad. Remover las semillas, trozar y dejar a un lado.

Pelar la lima y cortarla por la mitad. Dejar a un lado.

Cortar la parte superior de la granada y deslizar hacia las membranas blancas. Remover las semillas a un vaso medidor y dejar a un lado.

Pelar la naranja y dividirla en gajos. Dejar a un lado.

Procesar los kiwis, calabacín, lima, semillas de granada y naranja en una juguera.

Transferir a un vaso y añadir cubos de hielo antes de servir.

Información nutricional por porción: Kcal: 183, Proteínas: 8.5g, Carbohidratos: 52.6g, Grasas: 1.6g

15.   Jugo de Menta

Ingredientes:

2 limones grandes, sin piel

1 lima grande, sin piel

2 naranjas grandes, sin piel

1 taza de menta fresca, en trozos

¼ cucharadita de extracto de menta puro

Preparación:

Pelar los limones y lima. Cortarlos por la mitad y dejar a un lado.

Pelar la naranja y dividirla en gajos. Dejar a un lado.

Poner la menta en un colador y lavar bajo agua fría. Colar y romper con las manos. Dejar a un lado.

Información nutricional por porción: Kcal: 178, Proteínas: 5.8g, Carbohidratos: 61.5g, Grasas: 1.1g

16.   Jugo de Mango y Arándanos

Ingredientes:

1 taza de trozos de mango

1 taza de arándanos

1 pepino grande

1 manzana verde mediana, sin centro

2 onzas de agua

Preparación:

Lavar el mango y trozarlo. Rellenar un vaso medidor y reservar el resto para otro jugo. Dejar a un lado.

Poner los arándanos en un colador y lavar bajo agua fría. Colar y dejar a un lado.

Lavar la manzana y remover el centro. Trozar y dejar a un lado.

Combinar el mango, arándanos y manzana en una juguera, y pulsar.

Transferir a un vaso y añadir el agua. Agregar hielo antes de servir.

Información nutricional por porción: Kcal: 178, Proteínas: 5.8g, Carbohidratos: 61.5g, Grasas: 1.1g

17.   Jugo de Vainilla y Melón

Ingredientes:

1 taza de sandía, sin semillas

1 taza de cantalupo, sin semillas

1 manzana verde grande, sin centro

1 banana mediana

¼ cucharadita de extracto de vainilla

2 onzas de agua

Preparación:

Cortar la sandía por la mitad. Para una taza, necesitará un gajo grande. Pelar y trozar. Remover las semillas y dejar a un lado. Reservar el resto.

Cortar el cantalupo por la mitad. Remover las semillas y pulpa. Cortar dos gajos y pelarlos. Trozar y dejar a un lado. Reservar el resto en la nevera.

Lavar la manzana y remover el centro. Trozar y dejar a un lado.

Pelar la banana y trozarla. Dejar a un lado.

Combinar la sandía, cantalupo, manzana y banana en una juguera, y pulsar.

Transferir a un vaso y añadir el extracto de vainilla y agua. Agregar hielo y servir inmediatamente.

Información nutricional por porción: Kcal: 294, Proteínas: 4.6g, Carbohidratos: 83.3g, Grasas: 1.3g

18.   Jugo de Zanahoria y Lechuga

Ingredientes:

4 zanahoria grandes

1 taza de lechuga roja, en trozos

1 limón grande, sin piel

1 manzana roja grande, sin centro

Preparación:

Lavar las zanahorias y cortarlas en rodajas gruesas. Dejar a un lado.

Lavar la lechuga bajo agua fría. Romper con las manos y dejar a un lado.

Pelar el limón y cortarlo por la mitad. Dejar a un lado.

Lavar la manzana y remover el centro. Trozar y dejar a un lado.

Procesar las zanahorias, lechuga, limón y manzana en una juguera. Transferir a un vaso y añadir hielo antes de servir.

Información nutricional por porción: Kcal: 231, Proteínas: 4.4g, Carbohidratos: 70g, Grasas: 1.4g

19.   Jugo Picante de Tomate

Ingredientes:

2 tomates Roma grandes

1 tallo de apio grande

1 taza de pepino, en rodajas

¼ cucharadita de Sal Himalaya

¼ cucharadita de pimienta negra, molida

¼ cucharadita de Pimienta cayena, molida

Preparación:

Poner el tomate en un tazón mediano. Cortar en cuartos y reservar el jugo. Dejar a un lado.

Lavar el apio y trozarlo. Dejar a un lado.

Lavar el pepino y cortarlo en rodajas gruesas. Dejar a un lado.

Combinar el tomate, apio y pepino en una juguera, y pulsar.

Transferir a un vaso y añadir la sal, pimienta y pimienta cayena.

Agregar hielo antes de servir.

Información nutricional por porción: Kcal: 61, Proteínas: 3.9g, Carbohidratos: 17.9g, Grasas: 0.9g

20.   Jugo de Proteína y Alcachofa

Ingredientes:

1 cabeza de alcachofa grande

1 lima grande, sin piel

1 taza de col rizada, en trozos

1 pepino grande

Un puñado de espinaca, en trozos

Preparación:

Recortar las hojas externas de la alcachofa. Trozar y dejar a un lado.

Pelar la lima y cortarla por la mitad. Dejar a un lado.

Lavar la col rizada y espinaca bajo agua fría. Colar y romper con las manos. Dejar a un lado.

Lavar el pepino y cortarlo en rodajas gruesas. Dejar a un lado.

Combinar la alcachofa, lima, col rizada, pepino y espinaca en una juguera, y pulsar.

Transferir a un vaso y añadir hielo antes de servir.

Información nutricional por porción: Kcal: 117, Proteínas: 11.1g, Carbohidratos: 38.6g, Grasas: 1.3g

21.   Jugo Salado de Pimiento

Ingredientes:

1 pimiento rojo grande, sin semillas

1 pimiento verde grande, sin semillas

1 bulbo de hinojo grande

1 zanahoria grande

1 taza de Acelga, en trozos

¼ cucharadita de Pimienta cayena, molida

¼ cucharadita de sal

Preparación:

Lavar los pimientos y cortarlos por la mitad. Remover las semillas y cortar en rodajas finas. Dejar a un lado.

Lavar el bulbo de hinojo y recortar las capas marchitas. Trozar y dejar a un lado.

Lavar la zanahoria y cortarla en rodajas gruesas. Dejar a un lado.

Lavar la acelga bajo agua fría. Colar y trozar. Rellenar un vaso medidor y reservar el resto. Dejar a un lado.

Combinar los pimientos, hinojo, zanahoria y acelga en una juguera, y pulsar. Transferir a un vaso y añadir algunos cubos de hielo antes de servir.

Información nutricional por porción: Kcal: 130, Proteínas: 7.2g, Carbohidratos: 42.8g, Grasas: 1.4g

22.   Jugo Dulce de Arándanos

Ingredientes:

1 taza de arándanos

1 limón grande, sin piel

1 naranja grande, sin piel

1 manzana verde grande, sin centro

1 cucharada de miel líquida

Preparación:

Poner los arándanos en un colador y lavar bajo agua fría. Colar y dejar a un lado.

Pelar el limón y cortarlo por la mitad. Dejar a un lado.

Pelar la naranja y dividirla en gajos. Dejar a un lado.

Lavar la manzana y remover el centro. Trozar y dejar a un lado.

Combinar los arándanos, limón, naranja y manzana en una juguera, y pulsar.

Transferir a un vaso y añadir la miel líquida.

Agregar algunos cubos de hielo o refrigerar antes de servir.

Información nutricional por porción: Kcal: 305, Proteínas: 4.3g, Carbohidratos: 76.5g, Grasas: 1.3g

23. Jugo de Col Rizada y Puerro

Ingredientes:

3 tazas de col rizada, en trozos

3 puerros grandes

1 taza de brócoli, en trozos

1 pepino grande

1 rodaja de jengibre pequeña, de 1 pulgada

Preparación:

Lavar la col rizada bajo agua fría usando un colador. Colar y trozar. Dejar a un lado.

Lavar los puerros y trozarlos. Dejar a un lado.

Lavar el brócoli y trozarlo. Rellenar un vaso medidor y reservar el resto para otro jugo.

Lavar el pepino y cortarlo en rodajas gruesas. Dejar a un lado.

Pelar la rodaja de jengibre y dejar a un lado.

Procesar la col rizada, puerros, brócoli, pepino y jengibre en una juguera.

Transferir a un vaso y refrigerar 30 minutos antes de servir.

Información nutricional por porción: Kcal: 275, Proteínas: 17.2g, Carbohidratos: 72.7g, Grasas: 3.3g

24. Jugo de Remolacha y Granada

Ingredientes:

2 remolachas grandes, recortada

1 taza de semillas de granada

1 pepino grande

1 nudo de jengibre pequeño, de 1 pulgada

2 onzas de agua

Preparación:

Lavar las remolachas y recortar las puntas verdes. Trozar y dejar a un lado.

Cortar la parte superior de la granada y deslizar hacia las membranas blancas. Remover las semillas a un vaso medidor y dejar a un lado.

Lavar el pepino y cortarlo en rodajas gruesas. Dejar a un lado.

Pelar el nudo de jengibre y dejar a un lado.

Procesar las remolachas, semillas de granada, pepino y jengibre en una juguera.

Transferir a un vaso y añadir algunos cubos de hielo o refrigerar antes de servir.

Información nutricional por porción: Kcal: 180, Proteínas: 7.4g, Carbohidratos: 51.7g, Grasas: 1.8g

25.   Jugo de Ananá y Miel

Ingredientes:

1 taza de ananá, en trozos

1 taza de damascos, sin carozo y por la mitad

1 pepino grande

1 cucharada de miel líquida

2 onzas de agua

Preparación:

Cortar la parte superior del ananá y pelarlo. Trozar y rellenar un vaso medidor. Reservar el resto en la nevera.

Lavar los damascos y cortarlos por la mitad. Remover los carozos y trozar. Rellenar un vaso medidor y reservar el resto para otro jugo.

Lavar el pepino y cortarlo en rodajas gruesas. Dejar a un lado.

Combinar el ananá, damascos y pepino en una juguera, y pulsar.

Transferir a un vaso y añadir la miel líquida y agua.

Agregar hielo antes de servir.

Información nutricional por porción: Kcal: 234, Proteínas: 5g, Carbohidratos: 49.8g, Grasas: 1.1g

26.   Jugo de Melón

Ingredientes:

2 gajo de melón dulce grandes

1 limón grande, sin piel

1 manzana verde grande, sin centro

1 naranja mediana, sin piel

2 onzas de agua

Preparación:

Cortar el melón por la mitad. Remover las semillas y cortar dos gajos grandes. Pelar, trozar y rellenar un vaso medidor. Envolver el resto en la nevera.

Pelar el limón y cortarlo por la mitad. Dejar a un lado.

Lavar la manzana y remover el centro. Trozar y dejar a un lado.

Pelar la naranja y dividirla en gajos. Dejar a un lado.

Combinar el melón, limón, manzana y naranja en una juguera, y pulsar. Transferir a un vaso y añadir hielo antes de servir.

Información nutricional por porción: Kcal: 263, Proteínas: 4.5g, Carbohidratos: 77.9g, Grasas: 1.1g

27.   Jugo de Puerro y Espárragos

Ingredientes:

2 puerros grandes

1 taza de espárragos, recortados

1 taza de calabaza amarilla, en trozos

1 taza de Lechuga romana, en trozos

2 cucharadas de perejil fresco, picado

1 pepino grande

Preparación:

Lavar los puerros y trozar. Dejar a un lado.

Lavar los espárragos y recortar las puntas. Trozar y dejar a un lado.

Pelar la calabaza y cortarla por la mitad. Remover las semillas. Cortar un gajo grande y pelarlo. Trozar y rellenar un vaso medidor. Reservar el resto para otro jugo.

Combinar la lechuga y perejil en un colador y lavar bajo agua fría. Colar y trozar.

Lavar el pepino y cortarlo en rodajas gruesas. Dejar a un lado.

Procesar los puerros, espárragos, calabaza, lechuga, perejil y pepino en una juguera. Transferir a un vaso y añadir hielo, o refrigerar 20 minutos antes de servir.

Información nutricional por porción: Kcal: 185, Proteínas: 9.5g, Carbohidratos: 50.8g, Grasas: 1.3g

28.   Jugo de Batata y Cúrcuma

Ingredientes:

1 taza de batata, en trozos

2 zanahoria grandes

1 cabeza de coliflor pequeña

¼ cucharadita de cúrcuma, molida

¼ cucharadita de Sal Himalaya

3 onzas de agua

Preparación:

Pelar la batata y trozarla. Rellenar un vaso medidor y reservar el resto para otro jugo.

Lavar las zanahorias y cortar en rodajas finas. Dejar a un lado.

Recortar las hojas externas de la coliflor. Lavar y trozar. Dejar a un lado.

Combinar la batata, zanahorias y coliflor en una juguera, y pulsar.

Transferir a un vaso y añadir la cúrcuma, sal y agua.

Refrigerar 30 minutos antes de servir.

Información nutricional por porción: Kcal: 187, Proteínas: 8.5g, Carbohidratos: 53.7g, Grasas: 1.1g

29.   Jugo de Vainilla y Frutilla

Ingredientes:

1 taza de frutillas, por la mitad

1 naranja grande, sin piel

1 manzana verde pequeña, sin centro

3 onzas de agua de coco

¼ cucharadita de extracto de vainilla

Preparación:

Poner las frutillas en un colador y lavar bajo agua fría. Colar y cortar por la mitad. Dejar a un lado.

Pelar la naranja y dividirla en gajos. Dejar a un lado.

Lavar la manzana y remover el centro. Trozar y dejar a un lado.

Combinar las frutillas, naranja y manzana en una juguera, y pulsar.

Transferir a un vaso y añadir hielo antes de servir.

Información nutricional por porción: Kcal: 211, Proteínas: 3.5g, Carbohidratos: 58g, Grasas: 0.9g

30.   Jugo Tropical de Verano

Ingredientes:

1 taza de papaya, en trozos

1 taza de mango, en trozos

1 naranja grande, sin piel

1 lima grande, sin piel

3 onzas de agua de coco

1 cucharada de miel

Preparación:

Pelar la papaya y cortarla por la mitad. Remover las semillas negras. Trozar y rellenar un vaso medidor. Reservar el resto.

Lavar el mango y trozarlo. Dejar a un lado.

Pelar la naranja y dividirla en gajos. Dejar a un lado.

Pelar la lima y cortarla por la mitad. Dejar a un lado.

Combinar la papaya, mango, naranja y lima en una juguera, y pulsar.

Transferir a un vaso y añadir el agua de coco y miel. Agregar hielo antes de servir.

Información nutricional por porción: Kcal: 295, Proteínas: 3.9g, Carbohidratos: 75g, Grasas: 1.2g

31. Jugo de Acelga y Col Rizada

Ingredientes:

2 tazas de Acelga, en trozos

1 taza de col rizada, en trozos

1 lima grande, sin piel

1 pepino grande

1 taza de verdes de remolacha, en trozos

1 taza de Lechuga romana, en trozos

¼ cucharadita de Sal Himalaya

Preparación:

Combinar la acelga, lechuga y col rizada en un colador, y lavar bajo agua fría. Colar y romper con las manos. Dejar a un lado.

Pelar la lima y cortarla por la mitad. Dejar a un lado.

Lavar el pepino y cortarlo en rodajas gruesas. Dejar a un lado.

Lavar los verdes de remolacha y trozar. Rellenar un vaso medidor y reservar el resto.

Combinar la acelga, lechuga, col rizada, lima, pepino y verdes de remolacha en una juguera, y pulsar.

Transferir a un vaso y añadir la sal. Agregar hielo y servir inmediatamente.

Información nutricional por porción: Kcal: 88, Proteínas: 7.7g, Carbohidratos: 26.3g, Grasas: 1.3g

32.   Jugo de Ciruela Dulce

Ingredientes:

3 ciruelas grandes, sin carozo

1 manzana dulce grande, sin centro

1 naranja grande, sin piel

1 rodaja de jengibre pequeña, de 1 pulgada

2 onzas de agua

Preparación:

Lavar las ciruelas y cortarlas por la mitad. Remover los carozos y trozar. Dejar a un lado.

Lavar la manzana y remover el centro. Trozar y dejar a un lado.

Pelar la naranja y dividirla en gajos. Dejar a un lado.

Pelar la raíz de jengibre y dejar a un lado.

Combinar las ciruelas, manzana, naranja y jengibre en una juguera, y pulsar. Transferir a un vaso y añadir hielo antes de servir.

Información nutricional por porción: Kcal: 88, Proteínas: 7.7g, Carbohidratos: 26.3g, Grasas: 1.3g

33. Jugo de Verdes de Ensalada y Brócoli

Ingredientes:

2 tazas de verdes de ensalada, en trozos

2 tazas de brócoli, en trozos

1 taza de albahaca fresca, en trozos

1 pepino grande

¼ cucharadita de Sal Himalaya

2 onzas de agua

Preparación:

Combinar los verdes de ensalada y albahaca en un colador. Lavar bajo agua fría y colar. Trozar y dejar a un lado.

Lavar el brócoli y trozar. Dejar a un lado.

Lavar el pepino y cortarlo en rodajas gruesas. Dejar a un lado.

Combinar los verdes de ensalada, albahaca, brócoli y pepino en una juguera, y pulsar. Transferir a un vaso y añadir hielo antes de servir.

Información nutricional por porción: Kcal: 97, Proteínas: 10.1g, Carbohidratos: 27.5g, Grasas: 1.6g

34.   Jugo de Moras y Kiwi

Ingredientes:

2 tazas de moras

2 kiwis grandes, sin piel

1 manzana Fuji grande, sin centro

1 taza de sandía, sin semillas

2 onzas de agua de coco

Preparación:

Lavar los arándanos bajo agua fría usando un colador. Colar y dejar a un lado.

Pelar los kiwis y cortarlos por la mitad. Dejar a un lado.

Lavar la manzana y remover el centro. Trozar y dejar a un lado.

Cortar la sandía por la mitad. Cortar un gajo grande y pelarlo. Trozar y remover las semillas. Rellenar un vaso medidor y refrigerar el resto para otro jugo.

Combinar los arándanos, kiwis, manzana y sandía en una juguera, y pulsar. Transferir a un vaso y añadir el agua de coco.

Agregar hielo y servir inmediatamente.

Información nutricional por porción: Kcal: 315, Proteínas: 7.2g, Carbohidratos: 97.9g, Grasas: 2.8g

35.   Jugo de Rábano y Rúcula Salado

Ingredientes:

5 rábanos grandes, recortados

1 taza de rúcula, en trozos

1 puerro grande, en trozos

1 pimiento verde grande, sin semillas

1 pepino grande

¼ cucharadita de Sal Himalaya

Preparación:

Lavar los rábanos y recortar las partes verdes. Trozar y dejar a un lado.

Lavar la rúcula bajo agua fría y romper con las manos. Dejar a un lado.

Lavar el puerro y trozarlo. Dejar a un lado.

Lavar el pimiento y cortarlo por la mitad. Remover las semillas y trozar. Dejar a un lado.

Lavar el pepino y trozarlo. Dejar a un lado.

Procesar los rábanos, rúcula, puerro, pimiento y pepino en una juguera. Transferir a un vaso y añadir la sal. Refrigerar 20 minutos antes de servir.

Información nutricional por porción: Kcal: 130, Proteínas: 7.9g, Carbohidratos: 37.8g, Grasas: 1.1g

36.   Jugo Cítrico de Palta

Ingredientes:

1 taza de trozos de palta

1 pepino grande

1 lima grande, sin piel

1 limón grande, sin piel

2 onzas de agua

Preparación:

Pelar la palta y cortar por la mitad. Remover el carozo y trozar. Rellenar un vaso medidor y reservar el resto para otro jugo.

Lavar el pepino y cortarlo en rodajas gruesas. Dejar a un lado.

Pelar la lima y limón. Cortarlos por la mitad y dejar a un lado.

Combinar la palta, pepino, lima y limón en una juguera, y pulsar.

Transferir a un vaso y añadir el agua. Agregar hielo antes de servir, o refrigerar 30 minutos.

Información nutricional por porción: Kcal: 260, Proteínas: 5.8g, Carbohidratos: 32.8g, Grasas: 22.5g

37.   Jugo de Uvas Rojas y Cereza

Ingredientes:

2 tazas de uvas rojas

1 taza de cerezas, sin carozo

1 manzana Fuji mediana, sin centro

2 cucharadas de menta fresca, en trozos

1 cucharada de miel líquida

2 onzas de agua

Preparación:

Combinar las uvas y cerezas en un colador grande. Lavar bajo agua fría y colar. Cortar las cerezas por la mitad y remover los carozos. Dejar a un lado.

Lavar la manzana y remover el centro. Trozar y dejar a un lado.

Lavar la menta y trozarla. Dejar a un lado.

Combinar las uvas, cerezas, manzana y menta en una juguera, y pulsar.

Transferir a un vaso y añadir hielo antes de servir.

Información nutricional por porción: Kcal: 369, Proteínas: 3.5g, Carbohidratos: 104g, Grasas: 1.4g

38.   Jugo de Jengibre y Durazno

Ingredientes:

2 duraznos grandes, sin carozo y en trozos

1 manzana dulce mediana, sin centro

1 naranja grande, sin piel

1 rodaja de jengibre pequeña, de 1 pulgada

1 cucharada de miel

2 onzas de agua

Preparación:

Lavar los duraznos y cortarlos por la mitad. Remover los carozos y trozar.

Lavar la manzana y remover el centro. Trozar y dejar a un lado.

Pelar la naranja y dividirla en gajos. Dejar a un lado.

Pelar la rodaja de jengibre y dejar a un lado.

Procesar los duraznos, manzana, naranja y jengibre en una juguera.

Transferir a vasos y añadir la miel y agua.

Agregar hielo antes de servir.

Información nutricional por porción: Kcal: 323, Proteínas: 5.6g, Carbohidratos: 97.4g, Grasas: 1.4g

39.   Juego de Calabacín y Zanahoria

Ingredientes:

2 calabacines grandes, en trozos

1 zanahoria grande

1 taza de repollo morado, en trozos

1 pimiento rojo grande, sin semillas

¼ cucharadita de Sal Himalaya

Preparación:

Pelar los calabacines y cortarlos por la mitad. Remover las semillas y trozar. Dejar a un lado.

Lavar la zanahoria y cortarla en rodajas gruesas. Dejar a un lado.

Lavar el repollo bajo agua fría y trozarlo. Rellenar un vaso medidor y reservar el resto para otro jugo.

Lavar el pimiento y cortarlo por la mitad. Remover las semillas y trozar.

Combinar el calabacín, zanahoria, repollo y pimiento en una juguera, y pulsar.

Agregar algunos cubos de hielo antes de servir.

Información nutricional por porción: Kcal: 163, Proteínas: 11.4g, Carbohidratos: 43.4g, Grasas: 2.8g

40.   Jugo de Cereza, Tomate y Romero

Ingredientes:

1 taza de tomates cherry

2 tazas de verdes de remolacha

1 pimiento rojo grande, sin semillas

1 taza de apio, en trozos

1 rama de romero pequeña

Preparación:

Lavar los tomates cherry y ponerlos en un tazón. Cortarlos por la mitad y rellenar un vaso medidor. Reservar el jugo. Dejar a un lado.

Combinar los verdes de remolacha y apio en un colador, y lavar bajo agua fría. Trozar y dejar a un lado.

Lavar el pimiento y cortarlo por la mitad. Remover las semillas y trozar. Dejar a un lado.

Combinar los tomates cherry, verdes de remolacha, pimiento y apio en una juguera, y pulsar.

Transferir a un vaso y añadir el jugo de tomate. Rociar con romero para más sabor.

Información nutricional por porción: Kcal: 71, Proteínas: 5.5g, Carbohidratos: 22.8g, Grasas: 1.1g

41.   Jugo de Pomelo y Mango

Ingredientes:

1 pomelo grande

1 taza de trozos de mango

1 manzana Granny Smith pequeña, sin centro

1 limón grande, sin piel

1 rodaja de jengibre pequeña, de 1 pulgada

3 onzas de agua de coco

Preparación:

Pelar el pomelo y dividirlo en gajos. Dejar a un lado.

Lavar el mango y trozarlo. Rellenar un vaso medidor y reservar el resto para otro jugo.

Lavar la manzana y remover el centro. Trozar y dejar a un lado.

Pelar el limón y cortarlo por la mitad. Dejar a un lado.

Pelar la rodaja de jengibre y dejar a un lado.

Procesar el pomelo, mango, manzana, limón y jengibre en una juguera. Transferir a vasos y añadir el agua de coco.

Refrigerar 20 minutos antes de servir.

Información nutricional por porción: Kcal: 71, Proteínas: 5.5g, Carbohidratos: 22.8g, Grasas: 1.1g

42.   Jugo Verde Oscuro

Ingredientes:

1 bulbo de hinojo grande

1 cabeza de alcachofa grande

1 taza de col rizada, en trozos

1 taza de espárragos, recortados

1 taza de Brotes de Bruselas, recortados

1 taza de Acelga, en trozos

¼ cucharadita de Pimienta cayena, molida

Preparación:

Lavar el bulbo de hinojo y recortar las capas marchitas. Trozar y dejar a un lado.

Recortar las hojas externas de la alcachofa. Lavar y trozar. Dejar a un lado.

Combinar la col rizada y acelga en un colador y lavar bajo agua fría. Trozar y dejar a un lado.

Lavar los espárragos y recortar las puntas. Trozar y dejar a un lado.

Lavar los brotes de Bruselas y recortar las capas externas. Cortar por la mitad y dejar a un lado.

Procesar el hinojo, alcachofa, col rizada, espárragos, brotes de Bruselas y acelga en una juguera. Transferir a vasos y añadir la pimienta cayena.

Refrigerar 15 minutos antes de servir.

Información nutricional por porción: Kcal: 154, Proteínas: 17.6g, Carbohidratos: 54.4g, Grasas: 1.8g

43.   Jugo de Verdes de Nabo y Calabacín

Ingredientes:

1 taza de verdes de nabo

1 calabacín grande, en trozos

1 taza de verdes de mostaza, en trozos

1 taza de albahaca fresca, en trozos

1 pepino grande

Un puñado de espinaca

Preparación:

Lavar los verdes de nabo y trozarlos. Rellenar un vaso medidor y reservar el resto.

Pelar el calabacín y cortarlo por la mitad. Remover las semillas, trozar y dejar a un lado.

Combinar los verdes de mostaza, albahaca y espinaca en un colador. Lavar bajo agua fría y trozar. Dejar a un lado.

Lavar el pepino y cortarlo en rodajas gruesas. Dejar a un lado.

Procesar los verdes de nabo, calabacín, verdes de mostaza, albahaca, pepino y espinaca en una juguera.

Transferir a vasos y añadir algunos cubos de hielos antes de servir.

Información nutricional por porción: Kcal: 154, Proteínas: 17.6g, Carbohidratos: 54.4g, Grasas: 1.8g

44.   Jugo de Cantalupo y Arándanos Agrios

Ingredientes:

1 taza de cantalupo, en trozos

1 taza de arándanos agrios

1 taza de sandía, sin semillas

1 limón grande, sin piel

1 manzana Dorada pequeña, sin centro

1 rodaja pequeña de jengibre

Preparación:

Cortar el cantalupo por la mitad. Remover las semillas y pulpa. Cortar dos gajos y pelarlos. Trozar y rellenar un vaso medidor. Reservar el resto en la nevera.

Lavar los arándanos agrios bajo agua fría, usando un colador. Colar y dejar a un lado.

Cortar la sandía por la mitad. Para una taza, necesitará un gajo grande. Pelarlo y trozar. Remover las semillas y dejar a un lado.

Pelar el limón y cortarlo por la mitad. Dejar a un lado.

Lavar la manzana y remover el centro. Trozar y dejar a un lado.

Pelar la raíz de jengibre y dejar a un lado.

Combinar el cantalupo, arándanos agrios, sandía, limón, manzana y jengibre en una juguera, y pulsar.

Transferir a un vaso y añadir hielo antes de servir.

Información nutricional por porción: Kcal: 194, Proteínas: 3.6g, Carbohidratos: 59.7g, Grasas: 1.1g

45.   Jugo de Lima y Guayaba

Ingredientes:

1 lima grande, sin piel

1 guayaba grande, en trozos

1 naranja grande, sin piel

1 manzana mediana, sin centro

3 onzas de agua

Preparación:

Pelar la lima y cortarla por la mitad. Dejar a un lado.

Pelar y lavar la guayaba. Trozar y dejar a un lado.

Pelar la naranja y dividirla en gajos. Dejar a un lado.

Lavar la manzana y remover el centro. Trozar y dejar a un lado.

Combinar la lima, guayaba, naranja y manzana en una juguera, y pulsar.

Transferir a un vaso y añadir el agua. Agregar hielo y servir inmediatamente.

Información nutricional por porción: Kcal: 163, Proteínas: 3.5g, Carbohidratos: 49.7g, Grasas: 1g

46.   Jugo de Remolacha y Romana

Ingredientes:

2 tazas de remolacha, recortada

1 taza de Lechuga romana, en trozos

1 taza de apio, en trozos

1 taza de berro, en trozos

1 taza de albahaca, en trozos

Un puñado de espinaca

¼ cucharadita de Sal Himalaya

2 onzas de agua

Preparación:

Lavar las remolachas y recortar las partes verdes. Trozar y dejar a un lado.

Combinar la lechuga, apio, berro, albahaca y espinaca en un colador. Lavar bajo agua fría y colar. Trozar y dejar a un lado.

Procesar la remolacha, lechuga, apio, berro, albahaca y espinaca en una juguera.

Transferir a un vaso y añadir la sal y agua. Agregar algunos cubos de hielo antes de servir.

Información nutricional por porción: Kcal: 111, Proteínas: 8.1g, Carbohidratos: 32.7g, Grasas: 1.1g

47. Jugo de Frambuesa y Duraznos

Ingredientes:

1 taza de frambuesas

1 durazno grande, sin carozo y por la mitad

1 manzana verde grande, sin centro

1 taza de cantalupo, en trozos

1 rodaja de jengibre pequeña, de 1 pulgada

1 cucharada de miel líquida

Preparación:

Lavar las frambuesas bajo agua fría, usando un colador. Lavar y dejar a un lado.

Lavar el durazno y cortarlo por la mitad. Remover el carozo y trozar. Dejar a un lado.

Lavar la manzana y remover el centro. Trozar y dejar a un lado.

Cortar el cantalupo por la mitad. Remover las semillas y pulpa. Cortar dos gajos y pelarlos. Trozar y rellenar un vaso medidor. Reservar el resto en la nevera.

Pelar la rodaja de jengibre y dejar a un lado.

Combinar las frambuesas, durazno, manzana, cantalupo y jengibre en una juguera, y pulsar.

Agregar hielo o refrigerar antes de servir.

Información nutricional por porción: Kcal: 295, Proteínas: 5.3g, Carbohidratos: 89.5g, Grasas: 1.9g

48.   Jugo de Zanahoria y Agave

Ingredientes:

3 zanahoria grandes

1 taza de remolachas, recortadas y en trozos

1 pepino grande

1 naranja grande, sin piel

2 onzas de agua

½ cucharadita de néctar de agave

Preparación:

Lavar las zanahorias y cortarlas en rodajas gruesas. Dejar a un lado.

Lavar las remolachas y recortar las partes verdes. Trozar y rellenar un vaso medidor. Reservar el resto para otro jugo.

Lavar el pepino y cortarlo en rodajas gruesas. Dejar a un lado.

Pelar la naranja y dividirla en gajos. Dejar a un lado.

Combinar las zanahorias, remolacha, pepino y naranja en una juguera, y pulsar.

Transferir a un vaso y añadir el agua y néctar de agave. Agregar hielo y servir inmediatamente.

Información nutricional por porción: Kcal: 296, Proteínas: 7.9g, Carbohidratos: 86.2g, Grasas: 1.3g

49. Jugo Picante de Hinojo

Ingredientes:

1 bulbo de hinojo grande

1 taza de verdes de mostaza

1 taza de col rizada, en trozos

2 rábanos grandes, en trozos

1 taza de perejil, picado

1 pepino grande

¼ cucharadita de Pimienta cayena, molida

¼ cucharadita de Sal Himalaya

2 onzas de agua

Preparación:

Lavar el bulbo de hinojo y recortar las capas marchitas. Trozar y dejar a un lado.

Combinar los verdes de mostaza, col rizada y perejil en un colador. Lavar bajo agua fría. Colar y trozar. Dejar a un lado.

Lavar los rábanos y recortar las partes verdes. Trozar y dejar a un lado.

Lavar el pepino y cortarlo en rodajas gruesas. Dejar a un lado.

Combinar el hinojo, verdes de mostaza, col rizada, perejil y rábanos en una juguera, y pulsar.

Transferir a vasos y añadir la pimienta cayena y agua. Puede agregar un poco de sal.

Refrigerar 30 minutos antes de servir.

Información nutricional por porción: Kcal: 130, Proteínas: 11.2g, Carbohidratos: 40.9g, Grasas: 2.1g

50.   Jugo de Durazno y Granada

Ingredientes:

1 durazno grande, sin carozo y por la mitad

1 limón grande, sin piel

1 naranja grande, sin piel

1 lima grande, sin piel

1 taza de semillas de granada

3 onzas de agua

1 cucharada de miel

Preparación:

Lavar el durazno y cortarlo por la mitad. Remover el carozo y trozar. Dejar a un lado.

Pelar el limón y lima. Cortarlos por la mitad y dejar a un lado.

Pelar la naranja y dividirla en gajos. Dejar a un lado.

Cortar la parte superior de la granada y deslizar hacia las membranas blancas. Remover las semillas a un vaso medidor y dejar a un lado.

Combinar el durazno, limón, naranja, lima y semillas de granada en una juguera, y pulsar.

Transferir a un vaso y añadir el agua y miel. Agregar hielo y servir.

Información nutricional por porción: Kcal: 265, Proteínas: 5.6g, Carbohidratos: 63.7g, Grasas: 1.8g

51.   Jugo Proteico de Brotes de Bruselas

Ingredientes:

2 tazas de Brotes de Bruselas, recortados y por la mitad

1 pepino grande

1 taza de Lechuga romana, en trozos

1 puerro grande, en trozos

1 puñado grande de espinaca

¼ cucharadita de Sal Himalaya

2 oz. f agua

Preparación:

Recortar las hojas externas de los brotes de Bruselas. Cortarlos por la mitad. Dejar a un lado.

Lavar el pepino y cortarlo en rodajas gruesas. Dejar a un lado.

Combinar la lechuga, puerro y espinaca en un colador. Lavar bajo agua fría. Colar y trozar. Dejar a un lado.

Procesar los brotes de Bruselas, pepino, lechuga, puerro y espinaca en una juguera.

Transferir a un vaso y añadir agua. Agregar hielo y servir inmediatamente.

Información nutricional por porción: Kcal: 189, Proteínas: 19.5g, Carbohidratos: 53.1g, Grasas: 2.6g

52.   Jugo de Ciruela y Tomate

Ingredientes:

1 taza de tomates ciruela

1 taza de albahaca, en tornos

1 pimiento rojo grande, sin semillas

1 limón grande, sin piel

1 rama de romero

¼ cucharadita de Sal Himalaya

Preparación:

Lavar los tomates ciruela y ponerlos en un tazón. Cortarlos por la mitad y reservar el jugo. Dejar a un lado.

Lavar la albahaca bajo agua fría, usando un colador. Colar y romper con las manos. Dejar a un lado.

Lavar el pimiento y cortarlo por la mitad. Remover las semillas y trozar. Dejar a un lado.

Pelar el limón y cortarlo por la mitad. Dejar a un lado.

Combinar los tomates, albahaca, pimiento y limón en una juguera, y pulsar. Transferir a un vaso y añadir la sal. Rociar con romero para más sabor.

Refrigerar 30 minutos antes de servir.

Información nutricional por porción: Kcal: 189, Proteínas: 19.5g, Carbohidratos: 53.1g, Grasas: 2.6g

53.   Jugo de Batata y Calabaza

Ingredientes:

1 taza de calabaza, en trozos

1 taza de batata, en trozos

1 zanahoria grande

1 pepino grande

1 calabacín mediano, en trozos

¼ cucharadita de Sal Himalaya

¼ cucharadita de jengibre, molido

Preparación:

Pelar la calabaza y cortarla por la mitad. Remover las semillas, cortar un gajo grande y pelarlo. Trozar y rellenar un vaso medidor. Reservar el resto.

Pelar la batata y trozar. Dejar a un lado.

Lavar la zanahoria y cortarla en rodajas gruesas. Dejar a un lado.

Pelar el calabacín y cortar por la mitad. Remover las semillas, trozar y dejar a un lado.

Lavar el pepino y cortarlo en rodajas gruesas. Dejar a un lado.

Combinar la calabaza, batata, zanahoria, pepino y calabacín en una juguera, y pulsar.

Transferir a un vaso y añadir la sal y jengibre. Agregar agua para ajustar el espesor.

Añadir hielo y servir.

Información nutricional por porción: Kcal: 214, Proteínas: 8.3g, Carbohidratos: 58.6g, Grasas: 1.3g

54. Jugo Dulce de Melón

Ingredientes:

1 gajo de melón dulce grande

1 taza de sandía, sin semillas

1 limón grande, sin piel

1 manzana verde grande, sin centro

1 cucharada de miel líquida

2 onzas de agua

Preparación:

Cortar el melón por la mitad. Remover las semillas, cortar un gajo grande y pelarlo. Trozar y dejar a un lado. Envolver el resto del melón en film y refrigerar.

Cortar la sandía por la mitad. Para una taza, necesitará un gajo grande. Pelarlo y trozarlo. Remover las semillas y dejar a un lado. Reservar el resto para otro jugo.

Pelar el limón y cortarlo por la mitad. Dejar a un lado.

Lavar la manzana y remover el centro. Trozar y dejar a un lado.

Combinar el melón, sandía, limón y manzana en una juguera, y pulsar.

Transferir a un vaso y añadir la miel y agua. Agregar algunos cubos de hielo o refrigerar por 20 minutos antes de servir.

Información nutricional por porción: Kcal: 264, Proteínas: 3.3g, Carbohidratos: 76.4g, Grasas: 1g

55. Jugo de Espárragos y Chirivías

Ingredientes:

1 taza de espárragos, recortados y en trozos

1 taza de chirivías, en trozos

1 taza de verdes de nabo, en trozos

1 puerro grande, en trozos

1 taza de menta fresca, en trozos

1 pepino grande

2 onzas de agua

Preparación:

Lavar los espárragos y recortar las puntas. Trozar y dejar a un lado.

Lavar las chirivías y cortarlas en rodajas gruesas. Rellenar un vaso medidor y reservar el resto para otro jugo.

Combinar los verdes de nabo, puerro y menta en un colador, y lavar bajo agua fría. Trozar y dejar a un lado.

Lavar el pepino y cortarlo en rodajas gruesas. Dejar a un lado.

Combinar los espárragos, chirivías, verdes de nabo, puerro, menta y pepino en una juguera, y pulsar.

Transferir a un vaso y añadir el agua. Agregar hielo y servir inmediatamente.

Información nutricional por porción: Kcal: 198, Proteínas: 9.6g, Carbohidratos: 60.3g, Grasas: 1.5g

56. Jugo Proteico de Verdes de Remolacha

Ingredientes:

3 tazas de verdes de remolacha

1 puñado de espinaca

1 taza de col rizada, en trozos

1 cabeza de alcachofa mediana

1 pepino grande

3 cucharadas de perejil, picado

¼ cucharadita de Sal Himalaya

Preparación:

Combinar los verdes de remolacha, espinaca, col rizada y perejil en un colador grande. Lavar bajo agua fría, colar y trozar. Dejar a un lado.

Recortar las capas marchitas de la alcachofa. Lavar y trozar. Dejar a un lado.

Lavar el pepino y cortarlo en rodajas gruesas. Dejar a un lado.

Combinar los verdes de remolacha, espinaca, col rizada, alcachofa, pepino y perejil en una juguera, y pulsar.

Transferir a un vaso y añadir la sal. Agregar hielo y servir inmediatamente.

Información nutricional por porción: Kcal: 151, Proteínas: 21.6g, Carbohidratos: 48.2g, Grasas: 2.7g

OTROS TITULOS DE ESTE AUTOR

70 Recetas De Comidas Efectivas Para Prevenir Y Resolver Sus Problemas De Sobrepeso: Queme Calorías Rápido Usando Dietas Apropiadas y Nutrición Inteligente

Por

Joe Correa CSN

48 Recetas De Comidas Para Eliminar El Acné: ¡El Camino Rápido y Natural Para Reparar Sus Problemas de Acné En 10 Días O Menos!

Por

Joe Correa CSN

41 Recetas De Comidas Para Prevenir el Alzheimer: ¡Reduzca El Riesgo de Contraer La Enfermedad de Alzheimer De Forma Natural!

Por

Joe Correa CSN

70 Recetas De Comidas Efectivas Para El Cáncer De Mama: Prevenga Y Combata El Cáncer De Mama Con una Nutrición Inteligente y Alimentos Poderosos

Por

Joe Correa CSN